辅助生殖
心理咨询指导

PSYCHOLOGICAL COUNSELLING
GUIDELINES ON ART

辅助生殖
心理咨询指导

主　编　李　蓉　宋东红
副主编　史　杰　姜长青　王　洋

人民卫生出版社
·北　京·

图书在版编目（CIP）数据

辅助生殖心理咨询指导／李蓉，宋东红主编. --北京：人民卫生出版社，2023. 12

ISBN 978-7-117-35918-4

Ⅰ.①辅… Ⅱ.①李… ②宋… Ⅲ.①试管婴儿—技术—心理咨询 Ⅳ.①R321

中国国家版本馆 CIP 数据核字（2024）第 014042 号

人卫智网	**www.ipmph.com**	医学教育、学术、考试、健康，
		购书智慧智能综合服务平台
人卫官网	**www.pmph.com**	人卫官方资讯发布平台

辅助生殖心理咨询指导

Fuzhushengzhi Xinli Zixun Zhidao

主　　编：李　蓉　宋东红

出版发行：人民卫生出版社（中继线 010-59780011）

地　　址：北京市朝阳区潘家园南里 19 号

邮　　编：100021

E - mail：pmph @ pmph.com

购书热线：010-59787592　010-59787584　010-65264830

印　　刷：北京瑞禾彩色印刷有限公司

经　　销：新华书店

开　　本：889×1194　1/32　印张：3

字　　数：57 千字

版　　次：2023 年 12 月第 1 版

印　　次：2024 年 2 月第 1 次印刷

标准书号：ISBN 978-7-117-35918-4

定　　价：46.00 元

打击盗版举报电话：**010-59787491　E-mail：WQ @ pmph.com**

质量问题联系电话：**010-59787234　E-mail：zhiliang @ pmph.com**

数字融合服务电话：**4001118166　E-mail：zengzhi @ pmph.com**

编者名单 (以姓氏笔画为序)

王子睿　勾雪梅　邓明芬　邢兰凤　关　琳

孙小玲　孙洪梅　芦　坤　李爱民　李梦洁

杨　柳　吴　劲　张　曦　张宇晖　张彩霞

陈　菲　陈文娜　罗　红　周　方　房文辉

赵金珠　夏明静　柴德春　唐永怡　潘　轲

前　言 ————————————

　　随着国家生育政策的调整，辅助生殖医学正在以前所未有的速度蓬勃发展，但受到病情多样、涉及夫妇双方、治疗流程复杂等诸多因素影响，患者需要经历多次辗转治疗，耗费了大量精力和时间，经常会出现焦虑、抑郁、自卑、孤独、无助甚至恐惧等负性情绪，尤其在促排卵和胚胎移植后等阶段更为突出，患者亟需心理疏导和情感支持以缓解负性情绪。然而，当前辅助生殖领域缺乏统一心理咨询话术和技术规范，医护人员心理疏导能力有限，亟需在心理服务模式上进行开拓创新，解决医护人员专业技能不足或缺乏规范指导的问题，从而正确引导患者树立信心，调整认知模式，建立积极的行为模式，以良好的心理状态配合治疗，以期在辅助生殖领域提高服务质量及患者满意度、减少患者流失。

　　为了促进建立辅助生殖心理咨询模式，将辅助生殖与心理学两大治疗领域进行有效融合，能够使辅助生殖心理咨询服务更加专业化、系统化和标准化；帮助更多生殖医学中心发现并解决患者在就诊中存在的心理问题，提高医护人员心理咨询及患者管理技能，各生殖医学中心不仅需要关注成功率的提升，还要关注患者在治疗过程中的心理健康状况。医护人员通过良好的沟通能够更好地了解患者的身心状况，向患者提供正确的专业信息和健康指导，帮助患者解除疑虑，提高患者治疗的依从性，帮助患者在治疗过程中建立信心，让每一位患者都能够轻松满意地实现抱婴梦想。

为了提高生殖医护人员心理咨询服务水平，促进辅助生殖医学发展并提高生殖医学中心的服务质量及患者满意度，国内颇有造诣的辅助生殖护理学和精神卫生领域心理咨询专家首次联手，围绕着国内外精神卫生领域普遍使用的心理疗法——认知行为疗法（cognitive-behavioral therapy，CBT），展开了辅助生殖心理咨询模式的开拓与探索，建立了辅助生殖心理咨询模式及服务流程。此疗法是一组治疗方法的总称，它综合采用了认知疗法和行为疗法的理论与技术，通过改变个人非适应性的思维和行为模式，调整失调的心理状况，从而促进个体积极改变。

本书内容丰富、权威，实用性强，操作便捷，适用于从事辅助生殖医学领域的医护人员，是一本在生殖临床心理咨询服务方面开展医护培训和教学的具有重要参考价值的实用工具书。希望通过本书的出版，促进辅助生殖领域医护人员更加努力地工作，促进生殖医学科学发展及专业服务更加规范，从而为患者提供更优质的医护服务，为行业的发展和技术水平的提升做出积极贡献。

本书出版之际，恳切希望广大读者在阅读过程中不吝赐教，欢迎发送邮件至邮箱 renweifuer@pmph.com，或扫描封底二维码，关注"人卫妇产科学"，对我们的工作予以批评指正，以期再版修订时进一步完善，更好地为大家服务。

编　者
2023 年 12 月

致　谢 ————————————————

　　本书是由北京大学第三医院生殖医学中心医生与全国护理精英、生殖医学中心管理人员以及心理专家合作编写的。感谢他们为提升整个辅助生殖行业医护人员心理咨询技能，增强医护人员心理咨询沟通专业技巧，切实解决患者在各治疗过程中的心理问题，帮助患者建立治疗信心，尽快实现抱婴梦想所作出的努力。

　　在此，我们要特别感谢北京大学第三医院生殖医学中心宋东红总护士长、生殖保健领域资深护理专家以及全国其他多个综合医院和生殖医学中心的贡献，他们在本书编写中提供了大力支持。

　　最后，我们要向参与本书撰写的所有医护精英们表示最诚挚的谢意。

目 录 ————————————

促排卵环节

促排卵过程问题

1. 促排卵周期时间太长，需要多次往返医院，造成不满情绪（着急/紧张/压力大）

- 第一步：找到压力来源
  ◇ 促排卵时间长，需要经常请假，影响工作。
  ◇ 造成过多的经济花费。
  ◇ 影响夫妻生活。
  ◇ 不放心院外注射。

- 第二步：识别情绪/行为反应
  ◇ 焦虑、紧张、担心。
  ◇ 对抗、不满。
  ◇ 失眠、厌食等生理不适。

- 第三步：找到认知偏差或情绪来源
  ◇ 多次往返医院，产生较多费用，不信任医院和医生。
  ◇ 经常请假，担心领导同事不理解，担心失去工作。
  ◇ 担心影响夫妻生活，不利于家庭和睦。

● 第四步：改变认知/行为

◇ 应与患者讨论"促排卵时间长容易失去工作，影响夫妻生活及对医院和医生不信任等"这种认知是有偏差的。

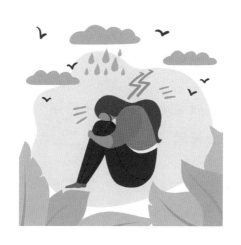

◇ 促排卵时间长并不一定导致失去工作、影响夫妻生活，寻找证据证明患者的认知是错误的，是患者片面的主观臆断，需要帮助患者分析原因（如是否存在领导、同事关系不佳，夫妻关系不佳等），正确引导，纠正观念，如"经常请假并不一定会失去工作""治疗期间暂时影响夫妻生活，丈夫也可以理解"等，不要让患者的错误观念影响到治疗。

◇ 如果促排卵时间长确实会导致患者失去工作、影响夫妻生活，需要劝导患者学会接受客观事实，如从长远的人生规划出发，与患者进行利弊分析，在需求层面达成共识，让患者卸下思想包袱，安心接受治疗。同时需要对患者进行健康宣教：IVF 治疗过程非常复杂，一个完整的周期一般需要 2~3 个月，促排卵是其中很重要的环节，让患者做好心理准备。

2. 促排卵期间过度在意生活细节，日常活动变得小心翼翼

- 第一步：找到压力来源
  ◇ 治疗成功率不是 100%。
- 第二步：识别情绪/行为反应
  ◇ 焦虑、紧张、恐惧。
- 第三步：找到认知偏差或情绪来源
  ◇ 担心生活细节会导致促排卵失败，过度小心，不敢活动。
- 第四步：改变认知/行为
  ◇ IVF 治疗期间，确实应该关注生活细节，但"生活细节会导致促排卵失败"这种认知是有偏差的。
  ◇ 患者出现这种认知偏差往往是对 IVF 缺乏正确认识造成的：IVF 治疗的成功率不是 100%，受很多

因素的影响，但生活细节并不是影响 IVF 治疗结局的主要因素。

◇ 需向患者做好健康宣教，详细介绍促排卵的注意事项，如饮食、用药、时间、检查等，让患者对促排卵做好充分的准备。

3. 促排卵期间男方参与太少，得不到支持，感到孤独

● 第一步：找到压力来源
　　◇ 促排卵期间得到的家庭支持太少。
　　◇ 潜在夫妻关系不佳。

● 第二步：识别情绪/行为反应
　　◇ 焦虑、不自信、孤独。

● 第三步：找到认知偏差或情绪来源
　　◇ 害怕男方对自己不重视，感到孤独、无助。

● 第四步：改变认知/行为
　　◇ 首先应判断患者出现"男方参与太少，对自己不重视"这种认知是否有偏差。
　　◇ 通过问询的方式了解患者真实的家庭关系，挖掘男方参与较少的真实原因，确定男方对试管婴儿治疗的态度。
　　◇ 如男方支持接受试管婴儿治疗，那么参与少可能

是因为男方工作太忙或者关心支持的行为方式不恰当，可以安慰患者"男方不陪伴并不等于不关心"，打消患者不必要的顾虑。

◇ 如男方根本不支持接受试管婴儿治疗，那么需要进行适当的教育，并提出家庭支持改善建议。

◇ IVF 治疗是夫妻双方的事，需要两个人齐心协力，共同参与，鼓励患者重视夫妻关系的改善。

4. **促排卵期间发生 OHSS，出现腹胀、尿量减少、轻度腹水等身体不适，过度担心，过度焦虑**

● 第一步：找到压力来源

◇ 并发症对自身健康的影响。

◇ 并发症对日常生活的影响。

◇ 并发症需要治疗造成额外花费。

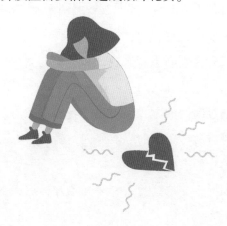

- 第二步：识别情绪/行为反应
  ◇ 焦虑、紧张、恐惧。
- 第三步：找到认知偏差或情绪来源
  ◇ 出现并发症后担心影响治疗结局，对医院、医生不信任，怀疑治疗方案有误。
- 第四步：改变认知/行为
  ◇ 促排卵期间出现并发症属于常见现象，患者出现负面情绪可以理解，但"并发症会影响治疗结局/是医院、医生的问题"这种认知是有偏差的。
  ◇ 患者出现这种认知偏差往往是缺乏 IVF 知识造成的，需要通过科学宣教让患者接受现实，积极配合治疗：腹水主要是多卵泡发育、雌激素过高、诱发卵巢过度刺激而造成的。如果感觉腹部有点胀，有可能就是出现轻微腹水了，这是 IVF 治疗过程中最常见的并发症，劝慰患者不要过度担心。如果没有并发恶心、呕吐或腹泻，一般不需要接受特殊治疗，适量饮水、适量运动即可。如腹部胀得厉害，影响到进食、大小便（如尿量明显减少），则必须及时就诊。

5. 对促排卵流程和用药方案不熟悉，容易紧张

- 第一步：找到压力来源
  ◇ 对促排卵流程和用药方案不熟悉。

● 第二步：识别情绪/行为反应

◇ 焦虑、困惑。

● 第三步：找到认知偏差或情绪来源

◇ 担心自己的促排卵流程出错。

◇ 怀疑自己的促排卵方案是否是最好的。

● 第四步：改变认知/行为

◇ 如患者首次进行促排卵治疗，对促排卵流程和用
药方案不了解，产生负面情绪是很常见的，需要
表达理解和共情。

◇ 患者出现这种认知偏差往往是缺乏 IVF 知识造成
的，需要通过科学宣教让患者接受现实，积极配
合治疗：应向患者详细介绍促排卵治疗的流程和
用药方案的注意事项，阐述促排卵个体化的原因，
普及 IVF 基本常识，如重组人促卵泡激素可减轻
患者疼痛感，提升患者自我管理能力，减少患者
心理负担，提高其依从性和满意度。拮抗剂方案
能让患者快速进入周期，缩短到达活产时间等。

············· 案例一 ·············

❈ 基本信息

　　丁某，女，35 岁，研究生毕业，大学教师，不孕时间持续 2 年。治疗期间经常往返医院，用时较长，影响正常的工作，造成领导不满，请假治疗较困难。为了将来给子女提供更好的物质条件和生活环境，患者多年来一直忙于学业、事业，现在事业有成，生育却很不顺利，她感到自责、后悔。在抽血、打针等治疗过程中，她因为请假困难，经常不按正常程序进行，屡次插队，当护士劝阻时，不仅不配合，还哭闹不止。目前给予重组人促卵泡激素促排卵治疗，患者表现出对治疗成功的强烈期望。

❈ 心理问题分析

　　促排卵周期时间长，治疗等待过程长，工作事业压力大。

　　年龄大，生育需求迫切，焦虑。

❈ 护士任务

　　在沟通过程中通过肢体行为、语言表达等评估患者心理状态。

促排卵环节

通过观察、询问，确认患者的心理状态，向患者讲解辅助生殖助孕治疗过程、详细讲解自行在家注射重组人促卵泡激素的注意事项，告知患者在家用药可避免往返医院，不影响正常工作，且可降低因外出带来的感染风险，更加安全和方便。提升患者自我管理能力，提高工作效率。缓解患者紧张情绪，让患者了解辅助生殖助孕治疗的成功率，放平心态，以最积极的心态对待治疗结果。

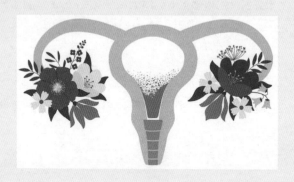

························ 案例二 ·······················

❋ 基本信息

　　张某，女，38 岁，公司高管，日常工作比较忙。不孕 4 年，既往有子宫内膜异位症，本次为第 1 次接受体外受精-胚胎移植（IVF-ET）治疗，对治疗方案、用药、成功率、时间安排等相关方面反复询问。

❋ 心理问题分析

　　患者本身工作繁忙，再加上不孕症困扰，第 1 次进行辅助生殖治疗，有抑郁和焦虑倾向。

　　既往有子宫病症，担心促排卵效果不好或产生不良影响，从而导致治疗失败。

　　对促排卵流程和用药方案不熟悉，容易紧张。

❋ 护士任务

　　在沟通过程中通过肢体行为、语言表达等评估患者心理状态。

　　通过观察、询问确认患者心理状态，向患者讲解辅助生殖助孕治疗过程、详细讲解自行在家注射药物的注意事项及优点，如可避免往返医院影响正常工作等。告知患者辅助生殖助孕治疗的成功率，使患者缓解紧张的情绪，放平心态，以最积极的心态对待治疗结果。

···················· 案例三 ····················

❋ 基本信息

邓某，女，30岁，本科，职业教师，不孕病程持续2年，婚后一直未孕，男方家庭因此平时对她颇有微词，夫妻关系亲密度和家庭关系状况处于紧张状态。平时在家她渐渐寡言少语，特别和朋友聚会时听到孩子的相关话题，心情就会变得低落，默默哭泣。丈夫工作忙，基本是她一人来医院看诊；在治疗不孕症的过程中，多次向单位请假就医，影响工作，无法投入到正常工作状态，领导颇为不满。

❋ 心理问题分析

婚后不孕带来的心理压力。

家庭关系不和睦，就医过程缺少家人陪伴支持，情绪低落。

请假就医，影响工作，领导不满，产生心理压力。

❋ 护士任务

在沟通中观察患者肢体行为、语言表达等评估患者心理状态。

指导患者就诊医生分析不孕原因，给以治疗方式。

不孕是夫妻双方共同面对的问题，帮助患者分析相应问题，缓解患者心理压力。

鼓励患者将病情如实向单位领导说明，希望得到领导的理解，减轻患者心理压力。

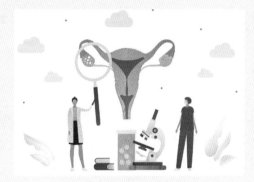

卵子发育问题

1. **卵子数量太少，和预期有差距，心理落差太大**

- 第一步：找到压力来源
  ◇ 卵子数量太少对患者社会责任和经济因素都会造成不良影响。

- 第二步：识别情绪/行为反应
  ◇ 焦虑、紧张、担心。

- 第三步：找到认知偏差或情绪来源
  ◇ 担心获卵数少会影响治疗结局。

- 第四步：改变认知/行为
  ◇ 卵泡发育的过程十分复杂，卵子数量要根据患者具体情况进行分析，因为不同患者人群，不同促排卵方案的卵泡发育情况是不同的，让患者认识到"获卵数少会影响治疗结局"这种认知是有偏差的。
  ◇ 要通过正确的教育引导和科学的解释纠正患者的认知偏差：获卵数少并不等于卵的质量差。反之，也不是获卵数越多就越好，获卵数越多，导致卵巢过度刺激的风险越高。一般来说，获卵数在 10~15

个较为理想。足够的获卵数是获得可移植胚胎的前提，而卵的成熟与质量才是获得妊娠的关键。

2. 既往促排卵失败，担心卵子质量及数量

◉ 第一步：找到压力来源
◇ 促排卵失败对患者社会责任、经济因素及下次治疗造成不良影响。

◉ 第二步：识别情绪/行为反应
◇ 焦虑、紧张、担心。

◉ 第三步：找到认知偏差或情绪来源
◇ 担心既往促排卵失败会影响下次治疗结局。

◉ 第四步：改变认知/行为
◇ 既往促排卵失败可能是由很多原因造成的，要根据患者具体情况进行分析，因为不同患者人群，不同促排卵方案的患者情况是不同的，因此"既往促排卵失败影响下次治疗结局"这种认知是有偏差的。
◇ 要通过正确的教育引导和科学的解释纠正患者的认知偏差，如卵子发育也受很多因素的影响，既往促排卵失败不等于下次促排卵结果不好。
◇ 联合使用重组人促卵泡激素一次促排卵可以带来更多获卵，进而带来更多的抱婴概率，而且患者还可以回家自行注射，减少等待时间。

3. 担心提前排卵、卵泡破裂、卵泡发育不均匀

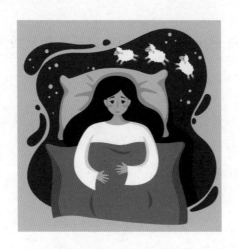

- 第一步：找到压力来源
  ◇ 高龄、卵巢储备差。
- 第二步：识别情绪/行为反应
  ◇ 焦虑、担心、失眠。
- 第三步：找到认知偏差或情绪来源
  ◇ 过度担心副作用。
- 第四步：改变认知/行为
  ◇ 患者在促排卵期间有所担心出现负面情绪可以理解。
  ◇ 要通过正确的教育引导和科学的解释纠正患者的认知偏差：在微刺激或自然周期的患者中，确实会存在卵泡提前破裂、卵泡发育不均匀等现象，但绝大多数患者促排卵是没问题的，需要调整好

心态，不要过度焦虑。

 4. **卵泡发育太慢，担心取不到卵**

- 第一步：找到压力来源
  ◇ 卵子发育太慢对患者社会责任和经济因素造成不良影响。
- 第二步：识别情绪/行为反应
  ◇ 焦虑、紧张、担心。
- 第三步：找到认知偏差或情绪来源
  ◇ 卵泡发育慢会影响治疗。
- 第四步：改变认知/行为
  ◇ 卵泡发育的过程十分复杂，卵泡发育速度慢要根据患者具体情况进行分析，因为不同患者人群，不同促排卵方案的卵泡发育情况是不同的，因此"卵泡发育慢影响治疗结局"这种认知是有偏差的。
  ◇ 要通过正确的教育引导和科学的解释纠正患者的认知偏差，发育慢不代表就是发育不好，也并不一定会影响治疗结局。
  ◇ 使用促排卵药物，可提高卵泡发育速度，带来更多获卵并保障获卵质量，带来稳定的促排卵结局，进而带来更多的抱婴概率，而且患者可以自行注射，减少等待时间。

案 例

✲ 基本信息

齐某，女，35 岁，结婚 3 年未避孕未孕 1 年半，药物治疗失败后寻求体外受精-胚胎移植（IVF-ET）治疗，已失败 2 次，第 1 次优胚移植未妊娠，第 2 次取卵后卵子质量不佳，放弃治疗，本次治疗全程多次询问细节，目前处于促排卵治疗阶段，等待取卵。治疗时担心促排卵药物用量不足，询问是否可以增加单次剂量或使用频次；在几次治疗期间，男方家庭一直支持安慰患者，患者感觉很愧疚，在治疗过程中过度紧张、在意细节；对于之前严格按照流程治疗后卵子质量不佳的事情很介意，曾多次提出质疑，表现出对于中心和医护人员的不信任。

✲ 心理问题分析

促排卵期间过度在意生活细节，日常活动变得小心翼翼。

既往促排卵失败，担心卵子质量及数量。

取卵后胚胎移植取消（受精失败、激素检查不合格或其他原因），心理备受打击。

✽ 护士任务

　　在沟通过程中通过肢体行为、语言表达等评估患者心理状态。

　　通过观察、询问确认患者心理状态，可以向患者介绍同类患者的治疗经历，分享成功案例，使患者放松心态，以积极的心态面对治疗结果。同时与患者家属沟通，一如既往地支持、鼓励患者。

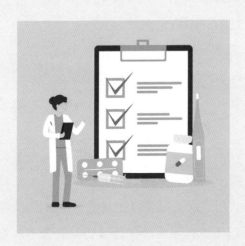

多次促排卵问题

1. **多次促排卵，担心提前过度消耗卵子，造成卵巢早衰**

- 第一步：找到压力来源
  ◇ 促排卵次数过多，担心激素的应用。

- 第二步：识别情绪/行为反应
  ◇ 焦虑、紧张、抗拒、否定。

- 第三步：找到认知偏差或情绪来源
  ◇ 促排卵次数过多，影响卵巢储备功能，会导致卵巢早衰。
  ◇ 激素应用带来肥胖等副作用。

- 第四步：改变认知/行为
  ◇ 促排卵次数过多可能是由很多原因造成的，要根据患者具体情况进行分析，因为不同患者人群，不同促排卵方案的患者情况是不同的，但是"多次促排卵会提前过度消耗卵子，造成卵巢早衰"这种认知是有偏差的。

◇ 要通过正确的教育引导和科学的解释纠正患者的认知偏差：机体对卵泡的发育是具有优势选择作用的，即仅有 1 个优势卵泡发育并排卵，而其他小卵泡闭锁，从而停止发育。在药物刺激卵巢治疗中，使用外源性的促性腺激素可以使那些本来在自然周期应该停止发育的卵泡同时发育，得到多个卵子。促排卵对于卵巢中卵子的储备数量并不能进行任何的干预，也并不会将原本要以后排出的卵泡提前排出，因而，促排卵并不会导致卵巢的早衰。

2. 多次促排卵失败，对自己丧失信心，非常失望

● 第一步：找到压力来源

◇ 多次促排卵失败。

◇ 自己年龄过大。

◇ 家庭不再支持。

● 第二步：识别情绪/行为反应

◇ 焦虑、紧张、抗拒、否定、愤怒、怀疑。

● 第三步：找到认知偏差或情绪来源

◇ 不接受自己身体因素导致的促排卵失败。

◇ 怀疑治疗方案，对医院医生不信任。

◇ 对治疗丧失信心。

● 第四步：改变认知/行为

◇ 多次促排卵失败可能是由很多原因造成的，要根据患者具体情况进行分析，因为不同患者人群，不同促排卵方案的患者情况是不同的，但患者"不接受自己身体因素导致的促排卵失败，或怀疑治疗方案并对医院医生产生不信任"这种认知是有偏差的。

◇ 对于大多数有治疗希望的患者，要通过正确的教育引导和科学的解释纠正患者的认知偏差，引导患者学会接受现实，调整心态重新进行治疗。

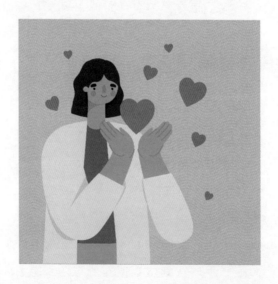

◇ 对于没有治疗希望的患者，需要通过恰当的方式让其认识到自身情况，必要时可采取如供卵或领养等其他方式得到一个孩子。

■■■■■■■■■■■■■■■ 案 例 ■■■■■■■■■■■■■

❋ 基本信息

　　张某，女，38 岁，大专学历，近两年共进行了 5 次促排卵周期治疗，4 次胚胎解冻周期治疗，均怀孕失败。患者反复治疗失败，心理压力大，以至于做任何事都情绪低落。对每次促排卵都不抱有希望，越来越担心自己的卵子质量和数量。婆媳关系紧张，婚姻满意度下降。

❋ 心理问题分析

　　既往促排卵失败，担心卵子质量及数量。

　　多次促排卵失败，对自己丧失信心，非常失望。

　　家庭关系不和睦。

❋ 护士任务

　　患者如果表示干什么都没有兴趣，应细致询问是否所有事情都没有兴趣，确定患者是兴趣缺失还是减退。

　　询问患者的社会支持是否足够，丈夫的支持最重要。

　　同时，应了解患者的社会功能有无降低，评估患者是否抑郁。如为抑郁，建议去看专业心理医生，且丈夫陪同。

　　有意识/目的地和患者交流，逐步深层次挖掘，让患者说出真正的压力。

　　从暖心、关怀角度去和患者交流，充分利用女性天生的温情，打开患者心结。

　　有绝对想法的患者，应推翻患者绝对化认知。如为极度自卑的人，帮助患者找到优点，让患者领悟，逐步改变患者认知。

Obstetrics & Gynecology

×

人卫妇产科学

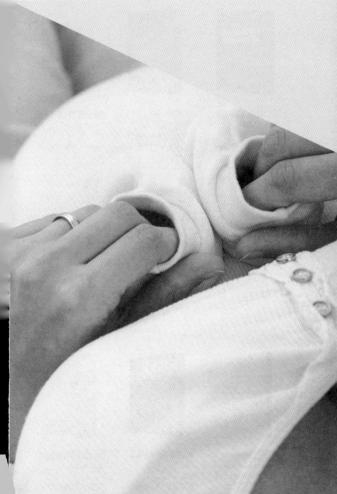

人民卫生出版社 人卫智慧服务商城

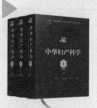

中华妇产科学（第4版）
曹泽毅 乔杰

定价：待定

实用妇产科学（第4版）
徐丛剑 华克勤

定价：248.00元

临床妇产科学（第3版）
魏丽惠 戴钟英 顾美皎

定价：248.00元

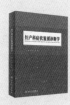 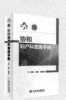

妇产科症状鉴别诊断学
石一复 郝敏

定价：149.00元

妇产科手术
难点与技巧图解
刘新民 万小平 邹滋花

定价：80.00元

协和妇产科查房手册
向阳 郎景和

定价：68.00元

协和妇产科值班医师手册
向阳

定价：59.00元

妇产科临床英语会话集
姜学智 程国强

定价：49.00元

中国妇科恶性肿瘤临床
实践指南（第6版）
中华医学会妇科肿瘤学分会
定价：49.00元

宋鸿钊滋养细胞肿瘤学
（第4版）
向阳
定价：248.00元

女性盆底学（第3版）
朱兰 郎景和

定价：158.00元

宫颈癌保育手术治疗学
吴小华

定价：258.00元

宫颈癌手术图解
王军 韩世超

定价：198.00元

阴道镜图谱(第3版)
张志胜 刘毅智 刘凤英

定价：198.00元

妇科内镜学（第2版）
夏恩兰 黄胡信

定价：348.00元

实用妇女保健学
王临虹

定价：268.00元

妇科肿瘤腹腔镜手术图解
刘开江

定价：98.00元

子宫颈癌
曹泽毅

定价：298.00元

子宫内膜异位症诊断和治疗实用指南
姚书忠

定价：248.00元

实用阴道镜技术
郎景和 隋龙 陈飞

定价：149.00元

阴道镜技术入门和提高
赵健

定价：149.00元

妇科经自然腔道内镜手术
关小明 刘娟

定价：198.00元

单孔腹腔镜妇科肿瘤手术实践
李力 贺红英

定价：198.00元

妇科腹腔镜手术难点与对策
李光仪

定价：248.00元

妇科腹腔镜手术并发症防治
李光仪

定价：208.00元

宫腔镜手术技巧及并发症防治
徐大宝 冯力民

定价：168.00元

经阴道手术难点与对策
谢庆煌 柳晓春 郑玉华

定价：159.00元

人民卫生出版社

人民卫生出版社妇儿编辑部
更懂中国妇产科医生

人卫产科读者专享群
粉丝专属折扣
社群专属客服
定期活动大促

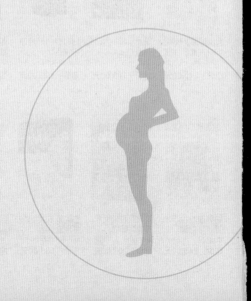

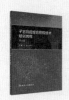
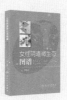
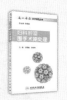

子宫颈癌综合防控技术
培训教程（第2版）
毕蕙　赵更力

定价：99.00元

实用妇科肿瘤遗传学
徐丛剑　康玉

定价：139.00元

女性阴道微生态图谱
廖秦平

定价：98.00元

妇科肿瘤
围手术期处理
王丽娟　彭永排

定价：69.00元

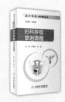
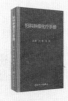
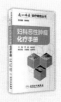
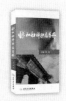

妇科肿瘤诊治流程
卢淮武　陈勍

定价：69.00元

妇科肿瘤化疗手册
闫震　段微

定价：69.00元

妇科恶性肿瘤化疗手册
李晶　张丙忠

定价：68.00元

协和妇科肿瘤手册
吴鸣

定价：30.00元

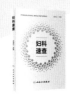
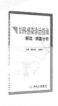

妇科肿瘤诊治指南
解读·病案分析（第2版）
薛凤霞　林仲秋

定价：48.00元

妇科速查
陈志辽

定价：39.00元

妇科感染诊治指南
解读·病案分析
薛凤霞　廖秦平

定价：15.00元

子宫颈癌综合防控指南（第2版）
王临虹　赵更力

定价：49.00元

03 产科 ▶

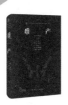

难产（第2版）
刘兴会　漆洪波

定价：328.00元

助产
刘兴会　贺晶　漆洪波

定价：298.00元

早产
段涛

定价：待定

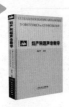

妇产科超声诊断学
谢红宁

定价：137.00元

实用盆底超声诊断学
张新玲

定价：98.00元

产前超声诊断学（第2版）
严英榴　杨秀雄

定价：188.00元

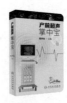

产前超声掌中宝
邓学东

定价：98.00元

胎儿影像诊断学
陈丽英　蔡爱露

定价：138.00元

扫码关注人卫智慧服务商城
获取人卫书讯享受粉丝福利

人卫智慧服务商城妇产科学专区
扫码即可购买

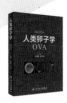

人类卵子学
孙莹璞 相文佩

定价: 199.00元

卵巢衰老
王世宣

定价: 148.00元

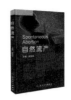

自然流产
林其德

定价: 89.00元

人类生育力保存
曹云霞

定价: 98.00元

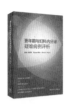

更年期与妇科内分泌疑难病例评析
阮祥燕 Thomas Rabe
Alfred O.Mueck

定价: 78.00元

辅助生殖的伦理案例分析
于修成

定价: 166.00元

全国辅助生殖技术规范化培训教材—辅助生殖临床技术
周灿权 乔杰

定价: 119.00元

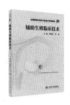

辅助生殖技术实验室质量控制与风险管理
王秀霞 李达

定价: 109.00元

人类生育力保护与辅助生殖
孙莹璞

定价: 126.00元

子宫内膜异位症与不孕
孙莹璞

定价: 69.00元

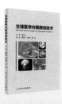

生殖医学内镜微创技术
郝翠芳 包洪初 韩婷

定价: 95.00元

不孕症内镜诊疗图谱
杨菁 徐望明
谢青贞 杨冬梓

定价: 78.00元

实用妇科内分泌诊疗手册(第3版)
薛敏

定价: 26.00元

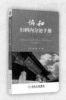

协和妇科内分泌手册
郁琦 邓姗

定价: 39.00元

妇科内分泌诊治指南解读·病案分析
郁琦

定价: 29.00元

实用产科手术学（第2版）
刘兴会 徐先明 段涛 杨慧霞

定价：208.00元

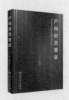

胎儿窘迫
刘兴会 王子莲 漆洪波

定价：178.00元

产科危急重症
赵扬玉

定价：149.00元

母乳喂养与人类泌乳学
（第6版）
高雪莲 孙瑜 张美华

定价：239.00元

产科速查（第4版）
张方林

定价：25.00元

妊娠期高 血压疾病
（第2版）
苟文丽 张为远

定价：75.00元

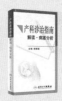

产科诊治指南
解读·病案分析
杨慧霞

定价：49.00元

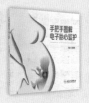

手把手图解电子胎心监护
郭晓辉

定价：248.00元

实用助产学
丁焱 李笑天

定价：198.00元

实用助产操作实践规范
顾春怡 张铮

定价：49.00元

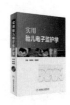

实用胎儿电子监护学
宋树良 郭晓辉

定价：198.00元

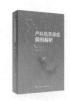

产科危急重症病例
解析
周容

定价：88.00元

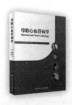

母胎心血管病学
侯明晓 林建华 王军

定价：198.00元

早产基础与临床
张建平

定价：50.00元

双胎妊娠
刘彩霞 赵扬玉

定价：258.00元

极简式宫颈环扎术
夏恩兰

定价：138.00元

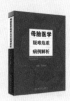

母胎医学
临床诊疗及护理流程
刘彩霞
定价: 258.00元

母胎医学
疑难危重病例解析
刘彩霞
定价: 188.00元

孕产期营养管理
临床实践指导
李光辉
定价: 79.00元

新型冠状病毒肺炎
产科防护手册
冯玲 陈素华
定价: 38.00元

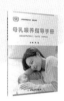

百例读图——胎心
监护临床手册
程卫红 程志厚
定价: 79.00元

母乳喂养临床手册
姜梅 罗碧如
定价: 98.00元

母乳喂养指导手册
冯琪
定价: 25.00元

产科医患沟通实用手册
俞丽丽 郑英如
定价: 66.00元

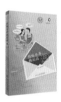
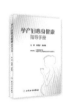

妊娠合并糖尿病
实用手册（第2版）
杨慧霞
定价: 46.00元

孕产妇心身健康指导手册
刘召芬 刘睿敏
定价: 56.00元

孕产期抑郁管理手册
郑睿敏 安静
定价: 69.00元

产科临床手册
蔺莉 赵扬玉
定价: 50.00元

04 生殖内分泌 ▶

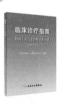

临床诊疗指南——辅助生殖技术
和精子库分册（2021修订版）
中华医学会生殖医学分会
定价: 139.00元

临床技术操作规范——辅助生殖技术
和精子库分册（2021修订版）
中华医学会生殖医学分会
定价: 79.00元

临床诊疗指南与技术操作规范
——计划生育分册
中华医学会计划生育学分会
定价: 48.00元

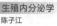

生殖内分泌学
陈子江

定价：138.00元

发育源性疾病
黄荷凤

定价：298.00元

不孕症
乔杰

定价：198.00元

实用人类辅助生殖技术
黄荷凤

定价：298.00元

辅助生殖技术
黄国宁 孙莹璞 孙海翔

定价：318.00元

辅助生殖临床技术——实践与提高
梁晓燕

定价：458.00元

人类辅助生殖技术医生必读
孙莹璞 邓成艳

定价：99.00元

黄体支持与孕激素补充专家共识与解读
乔杰

定价：39.00元

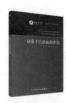

异常子宫出血的诊治
郁琦 罗颂平

定价：46.00元

多囊卵巢综合征——基础与临床（第2版）
陈子江 刘嘉茵

定价：106.00元

生殖内分泌疾病检查项目选择及临床应用（第2版）
杨冬梓

定价：79.00元

临床生殖医学（第2版）
熊承良 乔杰

定价：78.00元

计划生育诊治指南解读·病案分析
顾向应 熊承良

定价：49.00元

肿瘤与生殖
章汉旺 靳镭 廖书杰

定价：69.00元

卵巢功能不全
张丹

定价：175.00元

取卵环节

取卵前问题

1. 取卵前紧张，害怕取卵手术，担心疼痛，导致失眠

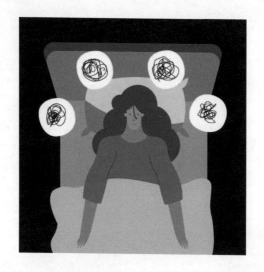

● 第一步：找到压力来源

◇ 取卵手术本身带来的压力。

◇ 医院治疗环境容易让人紧张。

◇ 医护人员态度不佳。

● 第二步：识别情绪/行为反应

◇ 焦虑、恐惧。

● 第三步：找到认知偏差或情绪来源

◇ 认为取卵手术一定非常可怕。

● 第四步：改变认知/行为

◇ 患者由于缺乏正确的体外受精-胚胎移植（IVF-ET）知识，面对取卵手术出现紧张情绪很常见，需要表达理解并表达共情，但"取卵手术非常可怕"这种认知是有偏差的。

◇ 应向患者做好健康宣教，详细介绍取卵手术的过程和细节，如是否进行麻醉、麻醉的基本介绍、手术前后注意事项、责任医护人员等，让患者对取卵手术有全面、充分的认识。

◇ 为了进一步缓解患者在取卵手术中的紧张心情，可以改善手术室的环境，如将手术室环境装饰得温馨、术中循环播放让人轻松的音乐、医护人员态度和蔼、主动进行行为关怀（如握手、聊天等）。

2. **害怕提前排卵/取不到卵/取卵结果不理想**

● 第一步：找到压力来源

◇ 取卵前的不确定性，如担心取不到卵，取卵结果不理想等。

取卵环节

● 第二步：识别情绪/行为反应
  ◇ 焦虑、否定。

● 第三步：找到认知偏差或情绪来源
  ◇ 取卵前过多臆想。

● 第四步：改变认知/行为
  ◇ 患者由于缺乏正确的体外受精-胚胎移植（IVF-
    ET）知识，面对取卵出现负面情绪很常见，需要
    表达理解并表达共情，但在取卵前就认为自己会
    "提前排卵/取不到卵/取卵结果不理想"，这种认
    知是有偏差的。
  ◇ 要通过正确的教育引导和科学的解释纠正患者的认知
    偏差：在取卵手术完成前，一切结果都是不确定性
    的，多往好的方面想，千万不要自己吓唬自己。
  ◇ 同时还要提前告知患者取卵术的相关风险，如果
    出现不良结局，要引导患者接受客观事实，调整
    心态配合下一步的治疗。

3. 担心取卵手术麻药对身体的影响

● 第一步：找到压力来源
  ◇ 担心麻药对身体带来的影响。

● 第二步：识别情绪/行为反应
  ◇ 担心、焦虑。

取卵环节

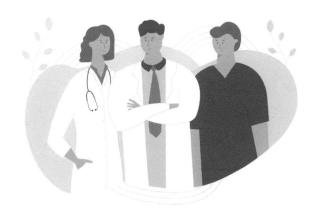

● 第三步：找到认知偏差或情绪来源

◇ 对取卵麻醉过多臆想。

● 第四步：改变认知/行为

◇ 患者由于缺乏正确的体外受精-胚胎移植（IVF-ET）知识，面对麻醉出现负面情绪很常见，需要理解并表达共情，但"取卵手术使用麻药肯定对身体有较大影响"这种认知是有偏差的。

◇ 要通过正确的教育引导和科学的解释纠正患者的认知偏差：取卵应用麻药是正常流程，目前应用的麻药代谢快，对身体影响小。

◇ 同时还要提前告知患者相关风险，术前签署知情同意书，重点强调麻药的影响。

对不同取卵医生的选择存在疑虑

- 第一步：找到压力来源
  ◇ 不能选择取卵手术医生，对医生技术不信任。
- 第二步：识别情绪/行为反应
  ◇ 担心、质疑。
- 第三步：找到认知偏差或情绪来源
  ◇ 不同医生的水平一定会影响结局。
- 第四步：改变认知/行为
  ◇ 患者由于缺乏正确的 IVF 知识，面对不同的医生出现质疑情绪很常见，需要理解并表达共情，但"不同医生的水平会影响取卵结局"这种认知是有偏差的。
  ◇ 要通过正确的教育引导和科学的解释纠正患者的认知偏差：不同医生的水平存在客观差异，但并不影响取卵结局。
  ◇ 同时还要提前告知患者取卵术的相关风险，如果出现不良结局，要引导患者接受客观事实，调整心态配合下一步的治疗。

取卵环节

··············· 案　例 ···············

✤ 基本信息

　　王某，女， 30 岁，初中文化，结婚 5 年未怀孕，接受体外受精-胚胎移植技术治疗。因害怕做取卵手术，担心疼痛，患者于术日前一晚失眠。取卵当天患者情绪非常紧张，对取卵手术医生不满意，要求更换医生。

✤ 心理问题分析

　　害怕疼痛，对取卵手术比较恐惧。

　　对取卵医生不信任。

✤ 护士任务

　　在沟通过程中通过肢体行为、语言表达等评估患者心理状态。

　　通过观察、询问确认患者心理状态，介绍取卵手术的流程，麻醉方式，消除疼痛的顾虑。

　　如果不能满足患者要求，应如实告知患者，如果患者对医生不满意，应分析原因。

卵子发育问题

1. **取卵后取消胚胎移植，如受精失败、激素检查不合格或其他原因，导致心理备受打击**

● 第一步：找到压力来源
   ◇ 受精失败、胚胎移植取消。

● 第二步：识别情绪/行为反应
   ◇ 愤怒、自责。

● 第三步：找到认知偏差或情绪来源
   ◇ 怀疑、责备医院和医生；对自己下一步治疗丧失信心。

● 第四步：改变认知/行为
   ◇ 取卵后胚胎移植取消是客观存在的，一旦出现受精失败/取卵后胚胎移植取消，就"怀疑、责备医院医生，对自己下一步治疗丧失信心"这种认知是有偏差的。
   ◇ 对于愤怒的患者，需要事先告知体外受精-胚胎移植（IVF-ET）的成功率本来就低，客观存在出现胚胎移植取消的可能性，需要消除患者不满情绪，积极配合下一步的治疗。

◇ 对于自责的患者，要通过正确的教育引导和科学的解释纠正患者的认知偏差，结合患者特征和治疗方案科学分析胚胎移植取消的原因，到底是哪一步出现了问题。使患者明白胚胎移植取消是多因素造成的，并非单一原因，不要对治疗丧失信心。

2. 取卵后出现腹水，过度担心，过度焦虑

● 第一步：找到压力来源

◇ 腹水影响日常生活。

◇ 治疗腹水造成额外花费。

● 第二步：识别情绪/行为反应

◇ 焦虑、紧张。

● 第三步：找到认知偏差或情绪来源

◇ 担心并发症影响治疗结局，对医院、医生不信任。

● 第四步：改变认知/行为

◇ 取卵后出现并发症属于常见现象，患者出现负面情绪很常见，需要理解并表达共情，但"并发症会影响治疗结局/是医院医生的问题"这种认知是有偏差的。

◇ 患者出现这种认知偏差往往是缺乏体外受精-胚胎移

33

植（IVF-ET）知识造成的，需要通过科学宣教让患者接受现实，积极配合治疗：提前与患者谈话告知取卵相关并发症事宜，腹水是 IVF 治疗过程中最常见的并发症。如果没有并发恶心、呕吐或腹泻，一般不需要接受特殊治疗，饮食注意多进食高蛋白，补充电解质饮料，一旦症状加重，必须及时就诊。

3. **取卵后肚子疼胀，有血性分泌物，过度担心，过度焦虑**

● 第一步：找到压力来源

　　◇ 腹胀、腹痛。

　　◇ 有血性分泌物。

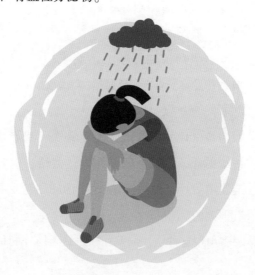

取卵环节

● 第二步：识别情绪/行为反应

　　◇ 焦虑、恐惧。

　　◇ 躯体化症状。

● 第三步：找到认知偏差或情绪来源

　　◇ 取卵术后出现的生理变化影响治疗结局。

● 第四步：改变认知/行为

　　◇ 取卵后出现会出现一些生理变化，患者在不知情的情况下出现负面情绪很常见，需要医护人员理解并表达共情，但"取卵术后出现的生理变化影响治疗结局"这种认知是有偏差的。

　　◇ 患者出现这种认知偏差往往是缺乏 IVF 知识造成的，需要通过科学宣教让患者接受现实，积极配合治疗：穿刺取卵对身体来说毕竟是一种刺激，所以有的人会觉得肚子有点胀或者痛。取完卵后卵泡表面的颗粒细胞还存在，会继续分泌，卵泡还会增大，甚至还有一些腹水的产生。腹水程度不太严重，一般都可以考虑进行胚胎移植。患者腹胀的感觉和少量的腹水不是放弃胚胎移植的决定因素，但是如果腹水很严重，有的时候为了考虑母亲的安全，医生会建议放弃新鲜胚胎移植，将来进行冻胚移植。在取卵或胚胎移植后也会出现血性分泌物的情况，这个也不用太担心。如果没有腹痛或阴道流血，在孕早期、孕期是不需要反复抽血查孕酮的。

◇ 除此之外，还需结合患者个体因素分析腹痛、腹胀是否为真正的生理异常，很多时候可能是患者心理因素导致的躯体化症状，并非疾病本身症状。

 4. **取卵后胚胎移植前等待时间太长，容易着急，很是煎熬**

● 第一步：找到压力来源
  ◇ 取卵后等待时间太长。
  ◇ 冻存胚胎或囊胚。
● 第二步：识别情绪/行为反应
  ◇ 焦虑、担心。
● 第三步：找到认知偏差或情绪来源
  ◇ 怀疑胚胎出现问题影响治疗。
● 第四步：改变认知/行为
  ◇ 患者由于缺乏正确的体外受精-胚胎移植（IVF-ET）知识，面对取卵后迟迟不能胚胎移植出现负面情绪很常见，需要理解并表达共情，但期间"怀疑胚胎出现问题"这种认知是有偏差的。
  ◇ 要通过正确的教育引导和科学的解释纠正患者的认知偏差：告知患者正常的胚胎移植时间范围，强调取卵后等待胚胎移植是正常的。如果养成可以移植的胚胎或者囊胚，一般在取卵后第 2/3 天或第 5/6 天进行胚胎移植；若患者取卵后病情不适合胚胎移植，则冻存胚胎或囊胚，医生根据患者后期身体状况指导患者进行解冻移植。

5. 对受精方式的选择感到困惑，担心结局不好

- 第一步：找到压力来源
  ◇ 不了解受精方式。
- 第二步：识别情绪/行为反应
  ◇ 担心、焦虑。
- 第三步：找到认知偏差或情绪来源
  ◇ 担心不同方式对胚胎影响。
- 第四步：改变认知/行为
  ◇ 患者由于缺乏正确的体外受精-胚胎移植（IVF-ET）知识，对受精方式的选择感到困惑很常见，需要医护人员理解并表达共情，但"不同受精方式影响结局"这种认知是有偏差的。
  ◇ 要通过正确的教育引导和科学的解释纠正患者的认知偏差：告知患者不同受精方式的区别，不同受精方式对结局无影响。而选择某种受精方式是医生根据患者身体条件个体化选择的结果，请患者相信医生，打消疑虑。

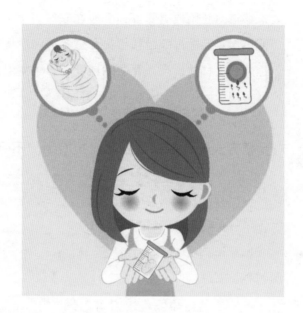

6. **担心受精后的胚胎培养**

● 第一步：找到压力来源

　　◇ 不受精、受精结局差。

● 第二步：识别情绪/行为反应

　　◇ 紧张、焦虑、担心。

● 第三步：找到认知偏差或情绪来源

　　◇ 过度担心引发上述情况。

● 第四步：改变认知/行为

　　◇ 患者由于缺乏正确的体外受精-胚胎移植（IVF-

ET）知识，表现出对受精后胚胎培养的担心很常见，需要理解并表达共情，但"怀疑胚胎培养有问题"这种认知是有偏差的。

◇ 要通过正确的教育引导和科学的解释纠正患者的认知偏差：告知患者受精后胚胎培养的流程及注意事项，强调胚胎培养的正常化，让患者不要过度担心，过度猜疑。

◇ 同时还要提前与夫妻双方签订知情同意书，告知受精后胚胎培养可能出现的问题，如出现问题需要接受现实。

::::::::::::::::::: 案 例 :::::::::::::::::::

❊ 基本信息

　　赵某，女，28 岁，结婚 3 年未避孕，未孕，接受体外受精-胚胎移植治疗，取卵 39 枚，取卵后医生建议本周期不胚胎移植，冻存胚胎预防卵巢过度刺激，患者担心冻存胚胎后再解冻，影响胚胎质量，要求进行当周期胚胎移植。

❊ 心理问题分析

　　担心胚胎经过冻存后会导致胚胎质量下降。
　　担心冻融胚胎会导致移植成功率降低。

❊ 护士任务

　　在沟通过程中通过肢体行为、语言表达等评估患者目前心理状态及患者担心的关键点。
　　告知患者预防卵巢过度刺激综合征的重要性及发生过度综合征的高危因素，针对患者担心的问题进行有针对性的讲解，消除患者顾虑，让患者将身体调整好后再进行胚胎移植。

取卵环节

男性取精问题

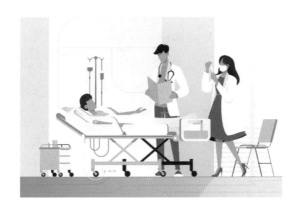

1. 男方精子质量不好，担心取卵后不能成功受精

- 第一步：找到压力来源

  ◇ 男方因素，精子质量不好。

- 第二步：识别情绪/行为反应

  ◇ 焦虑、担心。

- 第三步：找到认知偏差或情绪来源

  ◇ 男方精子不好一定会导致治疗失败。

● 第四步：改变认知/行为

　◇ 体外受精-胚胎移植（IVF-ET）需要夫妻双方共同
　　参与治疗，如果男方精子出现问题，会对治疗产
　　生影响，但"男方精子不好一定会导致治疗失败"
　　这种认知是有偏差的。

　◇ 面对此类患者，需结合个体因素进行引导教育，
　　辨别是生理问题还是心理问题。如果男方精子确
　　实有问题，应配合专科医生积极治疗；如果男方
　　只是心理存在障碍导致的取精困难，应进行及时
　　的心理疏导，必要时进行手术取精。

　◇ 须告知患者成功受精受很多方面的影响，男方精
　　子质量只是其中一个影响因素，并不代表精子质
　　量不好就不能成功受精。

2. **男方取精困难，很受打击**

● 第一步：找到压力来源

　◇ 男方因素，取精困难。

● 第二步：识别情绪/行为反应

　◇ 焦虑、担心。

● 第三步：找到认知偏差或情绪来源

　◇ 男方取精困难会导致治疗失败。

● 第四步：改变认知/行为

◇ 体外受精-胚胎移植（IVF-ET）需要夫妻双方共同
参与治疗，如果男方精子出现问题，会对治疗产
生影响，但"男方取精困难会导致治疗失败"这
种认知是有偏差的。

◇ 面对此类患者，需结合个体因素进行引导教育，
辨别是生理问题还是心理问题。如果是男方生理
问题造成的取精困难，应配合专科医生积极治疗，
必要时进行手术取精；如果男方只是心理存在障
碍导致的取精困难，应进行及时的心理疏导。

◇ 须告知患者成功受精受很多方面的影响，男方精
子质量只是其中一个影响因素，并不代表取精困
难就不能成功受精。

取卵环节

■■■■■■■■■■■■■■■■ 案 例 ■■■■■■■■■■■■■■■■

取卵环节

✳ 基本信息

　　张某，男，32 岁，结婚 5 年未避孕，未孕。精子活力低下，精子形态畸形率高。曾使用药物治疗，精液质量无改善。女方输卵管梗阻，现行外受精-胚胎移植治疗。患者精子活力低，畸形率高，担心对后代有影响，想使用精子库精子。

✳ 心理问题分析

　　担心精子畸形率高，影响胚胎质量。

　　担心精子问题导致胚胎发育问题影响后代。

✳ 护士任务

　　在沟通过程中通过肢体行为、语言表达等评估患者目前心理状态及患者担心的关键点。

　　告知患者使用精子库精子的执行标准，以目前患者精子情况不符合使用精子库精子标准，通过观察、询问确认患者心理状态，可以向患者介绍同类患者的治疗经历，分享成功案例，消除患者顾虑，以积极的心态面对治疗结果。同时与患者妻子沟通，夫妻双方共同努力，相互支持。

胚胎移植环节

胚胎移植前问题

1. **胚胎移植术前过度在意生活细节，不敢进行日常活动**

- 第一步：找到压力来源
  ◇ 关注胚胎移植结果，治疗的成功率不是100%。
- 第二步：识别情绪/行为反应
  ◇ 焦虑、紧张、害怕、过度在意生活细节。
- 第三步：找到认知偏差或情绪来源
  ◇ 担心生活细节会导致胚胎移植失败，矫枉过正。
- 第四步：改变认知/行为
  ◇ 胚胎移植术前，确实应该关注一些生活细节，但"生活细节会导致胚胎移植失败"这种认知是有偏差的。
  ◇ 患者出现这种认知偏差往往是对体外受精-胚胎移植（IVF-ET）缺乏正确认识造成的：体外受精-胚胎移植（IVF-ET）治疗的成功率不是100%，受很多因素的影响，生活细节并不是影响体外受精-

胚胎移植环节

胚胎移植（IVF-ET）治疗结局的主要因素。

◇ 需向患者提前做好健康宣教，详细介绍胚胎移植
手术前的注意事项，如饮食、用药、出行、着装、
心态等，让患者对胚胎移植手术做好充分的准备。

2. 对胚胎移植手术感到恐惧，紧张焦虑，害怕失败

● 第一步：找到压力来源

◇ 对胚胎移植手术的不了解，对胚胎移植结局的不
确定。

◇ 不能选择胚胎移植手术医生，对医生技术的不
信任。

● 第二步：识别情绪/行为反应

◇ 焦虑、紧张、害怕。

● 第三步：找到认知偏差或情绪来源

◇ 胚胎移植手术很可怕，会导致失败。

● 第四步：改变认知/行为

◇ 患者由于缺乏正确的体外受精-胚胎移植（IVF-
ET）知识，面对胚胎移植手术出现负面情绪很常
见，需要理解并表达共情。

◇ 要通过正确的教育引导和科学的解释纠正患者的
认知偏差：详细介绍胚胎移植手术流程及相关注

意事项，让患者对胚胎移植手术有个全面充分的认识。同时，还要对患者进行预警——体外受精-胚胎移植（IVF-ET）治疗的成功率不是100%。

◇ 此外，介绍责任胚胎移植的医护人员情况，用数据告知患者所有操作都将规范进行，增加患者对医护人员的信任度。

3. 对于移植胚胎数量的困惑，移植一个好还是两个好

● 第一步：找到压力来源
　◇ 对于移植胚胎数量的困惑。
　◇ 个人胚胎移植意愿不能满足。

● 第二步：识别情绪/行为反应
　◇ 焦虑、否定。

● 第三步：找到认知偏差或情绪来源
　◇ 对胚胎移植成功率认识不足。
　◇ 对多胎妊娠风险认识不足。

● 第四步：改变认知/行为
　◇ 患者由于缺乏正确的体外受精-胚胎移植（IVF-ET）知识，对胚胎移植数量出现困惑很常见，需要理解并表达共情，但认为"胚胎移植数量越多成功率越高"这种认知是有偏差的。

胚胎移植环节

◇ 要通过正确的教育引导和科学的解释纠正患者的认知偏差：移植的胚胎数并不是越多越好，如果移植的胚胎超过女性的妊娠承受范围还可能出现严重的后果，不仅会导致怀孕失败，甚至会危及患者的生命安全。因此不建议多胚胎移植，可以通过提高胚胎的质量和子宫内膜的容受性来提高胚胎的植入率，进而降低多胎妊娠发生率，另外，为了以后继续使用胚胎移植，可以选择优质胚胎，通过胚胎冷冻技术保存。

4. 移植胚胎能否进行性别选择

● 第一步：找到压力来源
  ◇ 个人及家庭对性别选择的意愿。
● 第二步：识别情绪/行为反应
  ◇ 焦虑、期待。
● 第三步：找到认知偏差或情绪来源
  ◇ 想按照自己的意愿选择胚胎的性别。
● 第四步：改变认知/行为
  ◇ 患者由于缺乏正确的体外受精-胚胎移植（IVF-ET）知识，对胚胎移植性别产生困惑很常见，需要理解并表达共情，但认为"试管婴儿可以进行性别选择"这种认知是有偏差的。

◇ 要通过正确的教育引导和科学的解释纠正患者的认知偏差：试管婴儿的治疗其实和自然受孕一样，无法选择胎儿的性别，也不能提前了解胎儿的性别。而且根据国家相关法律规定，试管婴儿禁止非医学需要的性别鉴定，只有当遗传学检查发现夫妇可能生育性别相关遗传病的孩子时，才允许选择性别。

5. 对没有在计划时间内进行胚胎移植感到焦虑

● 第一步：找到压力来源
　◇ 没有在期望时间内胚胎移植。

● 第二步：识别情绪/行为反应
　◇ 焦虑。

● 第三步：找到认知偏差或情绪来源
　◇ 必须要在特定时间进行胚胎移植。

● 第四步：改变认知/行为
　◇ 患者由于缺乏正确体外受精-胚胎移植（IVF-ET）知识，对胚胎移植时间产生困惑很常见，需要理解并表达共情，但认为"必须要在特定时间进行胚胎移植"这种认知是有偏差的。

　◇ 要通过正确的教育引导和科学的解释纠正患者的认知偏差：需告知患者，体外受精-胚胎移植（IVF-ET）治疗规范。

胚胎移植环节

6. 对胚胎移植前憋尿感到焦虑

- 第一步：找到压力来源
    ◇ 憋尿带来生理不适。
- 第二步：识别情绪/行为反应
    ◇ 焦虑。
- 第三步：找到认知偏差或情绪来源
    ◇ 憋尿会影响胚胎移植效果。
- 第四步：改变认知/行为
    ◇ 患者由于缺乏正确的体外受精-胚胎移植（IVF-ET）知识，对胚胎移植前产生焦虑很常见，需要理解并表达共情。
    ◇ 要通过正确的教育引导和科学的解释纠正患者的认知偏差：胚胎移植后着床成功与否，憋尿多少对其影响不是很大。因为胚胎移植术是在腹部 B 超引导下进行的，而只有患者有适当的尿量时，才可以在 B 超下看清楚子宫的颈管以及子宫腔的状况，有利于医师更好地找准位置进行胚胎移植。
    ◇ 在患者憋尿过程中还要进行适当人文关怀，比如通过聊天分散患者憋尿的注意力等。

7. 对不同胚胎移植医生的选择存在疑虑

- 第一步：找到压力来源
  ◇ 不能选择胚胎移植手术医生，对医生技术的不信任。

- 第二步：识别情绪/行为反应
  ◇ 担心、质疑。

- 第三步：找到认知偏差或情绪来源
  ◇ 不同医生的水平会影响结局。

- 第四步：改变认知/行为
  ◇ 患者由于缺乏正确的体外受精-胚胎移植（IVF-ET）知识，面对不同的医生出现质疑情绪，需要理解并表达共情，但"不同医生的水平会影响胚胎移植术后结局"这种认知是有偏差的。

  ◇ 要通过正确的教育引导和科学的解释纠正患者的认知偏差：不同医生的水平存在客观差异，但并不影响胚胎移植术后结局。

  ◇ 同时还要提前告知患者胚胎移植术的相关风险，如果出现不良结局，要引导患者接受客观事实，调整心态配合下一步治疗。

胚胎移植环节

8. 担心子宫内膜问题

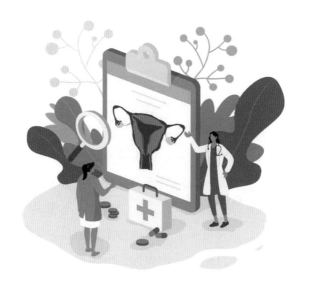

- 第一步：找到压力来源
  ◇ 子宫内膜状态不好。

- 第二步：识别情绪/行为反应
  ◇ 焦虑、担心。

- 第三步：找到认知偏差或情绪来源
  ◇ 子宫内膜不好一定影响胚胎移植结局。

- 第四步：改变认知/行为
  ◇ 患者由于缺乏正确的体外受精-胚胎移植（IVF-ET）知识，对子宫内膜状态产生焦虑担心很常见，

需要理解并表达共情，但认为"子宫内膜不好一
定影胚胎移植术后结局"这种认知是有偏差的。

◇ 通过正确的教育引导和科学的解释纠正患者的认
知偏差：子宫内膜环境中子宫内膜是土壤，胚胎
是种子，有的人做了很多次"试管婴儿"都怀不
上，就是种子无法很好地种植到土壤里。子宫内
膜是胚胎着床的地方，子宫内膜如果够厚、血流
丰富而且细胞分裂良好，会增加胚胎着床率，反
观子宫内膜太薄、血流量不足、激素分泌缺乏的
子宫内膜，胚胎就不容易着床。当然，子宫内膜
只是影响结局的其中一个因素，不能说内膜状态
不好就一定影响胚胎移植术后结局，关键还是要
看子宫内膜容受性如何，可建议患者遵医嘱定时
进行黄体支持，促进子宫内膜孕酮浓度提高，从
而改善子宫内膜容受性。

························· 案　例 ·························

✳ 基本信息

　　李某，37 岁，大学毕业，夫妻双方均为独生子女，家境普通，无重大躯体疾病史，无家族遗传病史。双方父母身体不好，偶尔需要住院治疗。父母经常提到生育问题，催促夫妻二人赶紧要孩子。2017 年李某因左侧输卵管妊娠，行手术切除病变侧输卵管，后一直未孕，近日，李某在生殖医学中心门诊检查，子宫输卵管造影示：右侧输卵管梗阻，被诊断为输卵管因素不孕，医生建议体外受精-胚胎移植（IVF-ET）助孕治疗，患者听后情绪失控，担心自己再无生育的机会，并出现心慌、胸闷等症状。患者心里一直很不安，不知道回去该如何告诉丈夫及父母。还好丈夫表示理解，但是几年的花销已经掏空了积蓄。患者夫妻打算借钱做试管婴儿，但是一点信心也没有。

✳ 心理问题分析

　　被医生告知诊断为"输卵管因素不孕"情绪失控，出现一些躯体症状。

　　不孕的事情无法面对父母，心理压力大。

体外受精–胚胎移植（IVF-ET）助孕治疗，花费高，家庭经济压力大，悲观情绪大。

✤ **护士任务**

第一次见面，相互交谈，填写咨询登记表，建立良好的信任关系。

安排家庭作业，要求患者在生活中记录自己的想法和相应的情绪，持续 1 周。

针对记录表格中暴露的认知问题和负性情绪进行分析指导，运用行为认知疗法指导患者重建认知。

帮助患者正确认识自己，把注意力由自身转向外界，告知患者心悸、胸闷、失眠等反应是焦虑引起的，具体指导患者运用放松训练缓解焦虑情绪。

胚胎移植环节

胚胎移植后问题

1. 胚胎移植后出现血性分泌物，过度担心，过度
焦虑

- 第一步：找到压力来源
  ◇ 出现血性分泌物，胚胎移植术后可能失败。

- 第二步：识别情绪/行为反应
  ◇ 焦虑、抑郁、恐惧。

- 第三步：找到认知偏差或情绪来源
  ◇ 担心血性分泌物导致胚胎移植失败。

- 第四步：改变认知/行为
  ◇ 患者在胚胎移植术后出现血性分泌物产生负面情绪很常见，需要理解并表达共情，但认为"血性分泌物就表明胚胎移植术后失败"这种认知是有偏差的。
  ◇ 患者出现这种认知偏差往往是缺乏体外受精-胚胎移植（IVF-ET）知识造成的，需要通过科学宣教让患者接受现实，积极配合治疗：告知患者胚胎

移植术后有些咖啡色的血性分泌物属于正常情况，不用担心。是否受孕成功需要在胚胎移植术后 14 天左右验血 HCG 检查才能确认。

2. **胚胎移植术后过度关注自身症状（肚子胀/体温高/没有反应等），担心是否着床成功，出现胚胎移植术后幻想症**

- 第一步：找到压力来源
  ◇ 胚胎移植术后自身出现一些症状，可能治疗周期失败。
- 第二步：识别情绪/行为反应
  ◇ 焦虑、紧张、害怕。

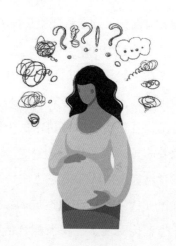

● 第三步：找到认知偏差或情绪来源

　◇ 用胚胎移植术后的身体症状可判定着床与否。

● 第四步：改变认知/行为

　◇ 患者在胚胎移植术后出现一些身体症状产生负面情绪很常见，需要理解并表达共情，但认为"这些身体症状就表明治疗周期失败"这种认知是有偏差的。

　◇ 患者出现这种认知偏差往往是缺乏体外受精-胚胎移植（IVF-ET）知识造成的，需要通过科学宣教让患者接受现实，积极配合治疗：胚胎移植术后出现肚子胀/体温高/没有反应等都是有可能的，但都不是判断着床成功的标准。只有胚胎移植术后14天左右的验血HCG检查才能确定是否成功，所以这一阶段需要保持平和的心态、耐心等待，切记不要患得患失。等待孕检期间，不要太过关注"哪里做得不够好"，回到工作岗位承担一些不太劳累的工作，和家人一起散散步，分散注意力，遵医嘱定时进行黄体支持、定期检查就可以了。

　◇ 向患者详细介绍胚胎移植术后的注意事项，如饮食、用药、出行、着装、心态等，让患者树立正确的观念。

3. 胚胎移植术后过分在意生活细节（如卧床、小便、上班、乘车等）

● 第一步：找到压力来源
　◇ 治疗的成功率不是100%。
　◇ 活动后移植的胚胎可能掉出来。

● 第二步：识别情绪／行为反应
　◇ 焦虑、紧张、害怕。

● 第三步：找到认知偏差或情绪来源
　◇ 担心生活细节会导致胚胎移植术后治疗周期失败。

● 第四步：改变认知／行为
　◇ 胚胎移植术后患者确实应该关注一些生活细节，但"生活细节会导致胚胎移植术后治疗周期失败"这种认知是有偏差的。
　◇ 患者出现这种认知偏差往往是对体外受精-胚胎移植（IVF-ET）缺乏正确认识造成的：体外受精-胚胎移植（IVF-ET）治疗的成功率不是100%，受很多因素的影响，生活细节并不是影响体外受精-胚胎移植（IVF-ET）治疗结局的主要因素。
　◇ 需向患者提前做好健康宣教，详细介绍胚胎移植术后的注意事项，如饮食、用药、出行、着装、心态等，让患者树立正确的观念。

胚胎移植环节

◇ 告知患者胚胎移植术后不需要卧床，可以自由活动；也可以正常上班，正常出行；同时遵医嘱定时进行黄体支持，可居家自行给药，不影响正常的工作和生活，但是要避免性生活，避免生病，避免剧烈运动，避免重体力活动以及过度劳累的工作。保持心情愉悦，不要过度在意生活中的细节。

┉┉┉┉┉┉┉┉┉┉ **案　例** ┉┉┉┉┉┉┉┉┉┉

✢ 基本信息

患者，女，30 岁，因原发性不孕症、左侧输卵管阻塞、多囊卵巢综合征（PCOS）行体外受精-胚胎移植术，术前签署"体外受精-胚胎移植知情同意书"，应用拮抗剂方案，促性腺激素使用 12 天，共获卵 15 枚。取卵术后 3 日患者出现腹胀，伴恶心，尿量减少，第 4 日明显加重，门诊就诊，查体腹膨隆，移动性浊音阳性，腹水。考虑为"卵巢过度刺激综合征"（OHSS）急诊收住入院。患者情绪紧张，非常担心、害怕病情进一步发展；患者入院后完善相关化验检查，给予补液、放腹水治疗，住院 4 天，症状较前好转后遵医嘱出院。

✢ 心理问题分析

患者取卵后发生卵巢过度刺激综合征（OHSS），出现腹胀、尿量减少，感到焦虑、担心。

患者对腹部穿刺放腹水感到紧张、恐惧。

✢ 护士任务

多囊卵巢综合征（PCOS）患者促排卵治疗后，会出现医源性并发症卵巢过度刺激综合征（OHSS），术前虽已签署"体外受精-胚胎移植知情同意书" 对医源性合并症卵巢过度刺激综合征（OHSS）的发生有明确说明，但当发生合并症时患者依然出现负面情绪，医务人员要表达理解和产生共情。患者出现认知偏差往往是缺乏辅助生殖技术相关知识造成的，需要通过科学宣教让患者接受现实，积极配合治疗。

患者对腹部穿刺放腹水感到紧张、恐惧，向患者讲解腹部穿刺放腹水是卵巢过度刺激综合征（OHSS）治疗的常用方法，操作医生技术熟练，安全，放腹水后患者腹胀不适感会很快好转，减轻患者心理压力，消除恐惧感。

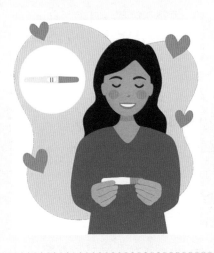

反复胚胎移植失败问题

1. **多次胚胎移植反复失败，心情低落，精神紧张，压力大**

● 第一步：找到压力来源
　◇ 胚胎移植反复失败。
　◇ 家庭压力，经济压力，社会压力。

● 第二步：识别情绪/行为反应
　◇ 失落、愤怒、绝望、自卑、自责。

● 第三步：找到认知偏差或情绪来源
　◇ 反复失败一定很难成功。

● 第四步：改变认知/行为
　◇ 多次胚胎移植反复失败可由很多原因造成，要根据患者具体情况进行分析，因为不同患者人群，不同治疗/胚胎移植方案的患者情况是不同的，但患者"彻底对治疗不抱希望"这种认知是有偏差的。
　◇ 须告知患者体外受精-胚胎移植（IVF-ET）的成功

率还不能达到 100%，可用同类案例进行健康宣
教，帮助患者学会接受现实，重塑信心，引导家
庭进行支持，积极配合治疗，才能看到未来的
希望。

◇ 在等待下次治疗的期间，需要花更多的精力对患
者进行情感支持。

- 减轻压力：运动或参加一些大众活动，减轻
压力。

- 发泄负面情绪：哭泣、购物或做其他自己想做的
事情等。

- 增加占有时间与空间：保持忙碌，或参加不会引
起自己感伤的聚会。

- 采取可重获自信的方法：积极参加治疗或广泛阅
读不孕方面的资料，并与医师讨论、决定治疗
方案。

- 向他人倾诉自己的感受：与丈夫、关心自己的人
或曾成功治疗不孕的女性朋友讨论自己的感受。

- 保持身体健康，以适应不孕症长期诊治的需要。

- 家人的陪伴与支持：失败后女方往往承受巨大的压
力，这期间男方和其他家庭成员的陪伴和支持非常
重要。一定要积极地鼓励女方，帮其尽快走出失败
的阴影。

2. **反复失败，自我否定，对医院感到失望，不愿再次面对，看不到希望**

● 第一步：找到压力来源
　　◇ 多次胚胎移植失败。
　　◇ 丈夫及家人的压力。

● 第二步：识别情绪/行为反应
　　◇ 失落、愤怒、绝望、丧失信心。

● 第三步：找到认知偏差或情绪来源
　　◇ 反复失败是自身/医院的问题。

● 第四步：改变认知/行为
　　◇ 多次胚胎移植治疗周期失败，家人给予的生育压力。患者认为"自己是无用的人""彻底对治疗不抱希望"的认知是有偏差的。
　　◇ 体外受精-胚胎移植（IVF-ET）的成功率还不能达到100%，帮助患者慢慢接受现实，引导家庭进行支持，积极配合治疗。
　　◇ 对于实在没有治疗希望的患者，需要通过恰当的方式让其认识到自身情况，必要时可采取领养等其他方式得到一个孩子。

胚胎移植环节

■■■■■■■■■■■■■ 案 例 ■■■■■■■■■■■

❊ 基本信息

　　陈某，女，37 岁，在 2 年时间里一共进行了 8 次体外受精-胚胎移植（IVF-ET），胚胎移植 5 次，均未妊娠。陈某反复失败，出现焦虑、抑郁情绪，心理压力大，以至于做任何事都情绪低落；越来越担心自己的胚胎质量和数量，现已进行第 6 次胚胎移植，但仍然无成功信心；多次失败导致婆媳、夫妻关系紧张，婚姻满意度下降。

❊ 心理问题分析

　　胚胎移植反复失败，担心胚胎质量及数量；对自己丧失信心。

　　多次治疗失败，婆媳、夫妻关系紧张，心理压力大。

❊ 护士任务

　　多次胚胎移植反复失败可由很多原因造成，协助患者与主诊医生一起讨论分析病情，修订尝试新的治疗方案。耐心倾听患者的诉说，对患者进行心理干预和疏导，让患者的情绪逐渐舒缓，心理压力慢慢减轻。介绍成功案例增加患者信心，帮助患者更好地配合治疗。

通过沟通、询问了解患者家庭关系情况，引导家庭进行支持，尤其是丈夫多给予支持和关爱，使患者积极配合治疗。

胚胎移植环节

黄体支持环节

黄体支持问题

1. 和他人或自己既往使用的黄体支持药物不同，担心本次药物疗效不好

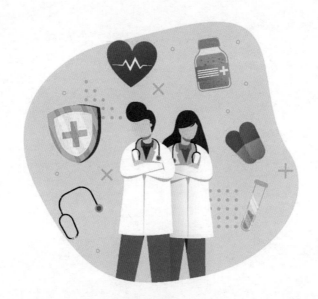

● 第一步：找到压力来源

◇ 与其他患者的黄体支持用药不同。

◇ 与自己既往的黄体支持用药不同。

- 第二步：识别情绪/行为反应
  ◇ 紧张、焦虑、困惑、怀疑。
- 第三步：找到认知偏差或情绪来源
  ◇ 担心黄体支持用药不同会影响治疗结局。
- 第四步：改变认知/行为
  ◇ 黄体支持的药物多种多样，医生会根据患者的自身条件进行合理处方，患者认为"自己使用的黄体支持不如别人的好"或"本次使用的黄体支持不如以前的好"的认知是有偏差的。
  ◇ 患者出现这种认知偏差往往是缺乏体外受精-胚胎移植（IVF-ET）知识造成的，需要通过科学宣教让患者积极配合治疗，详细介绍各类黄体支持用药的利弊，并对患者进行适当的行为指导。如黄体酮阴道缓释凝胶可持久稳定补充孕激素，提供有效的子宫局部靶向黄体支持，阴道给药，减少全身不良反应；在家即可自行完成，更易为患者接受等。

2. 使用黄体酮阴道凝胶后不敢进行日常活动

- 第一步：找到压力来源
  ◇ 对药物吸收效果的不确定。
- 第二步：识别情绪/行为反应
  ◇ 紧张、焦虑、不敢活动。

● 第三步：找到认知偏差或情绪来源

　◇ 担心药物的有效性、吸收性会影响正常生活。

● 第四步：改变认知/行为

　◇ 患者"担心黄体支持用药会影响正常生活"这种
　　认知是有偏差的，应提前做好健康宣教，详细介
　　绍使用黄体酮缓释凝胶的注意事项，并对患者进
　　行适当的行为指导。

　◇ 针对黄体支持相关环节问题建议使用黄体阴道缓
　　释凝胶。告知患者缓释凝胶可黏附于阴道壁，使
　　用后 5 分钟可自由活动，无需卧床。患者可以在
　　清晨工作之前使用，不用担心药品漏出。因此，
　　不需要过度在意日常起居，放松心情即可。

3. **使用黄体酮阴道凝胶时出现少用/漏用，担心影响疗效**

● 第一步：找到压力来源

　◇ 出现用药错误。

● 第二步：识别情绪/行为反应

　◇ 紧张、焦虑、担心。

● 第三步：找到认知偏差或情绪来源

　◇ 担心用药错误会影响疗效。

● 第四步：改变认知/行为

◇ 患者"担心用药错误会影响疗效"这种认知是有偏差的，应提前做好健康宣教，详细介绍黄体酮缓释凝胶的使用方法，并对患者进行适当的行为指导。

◇ 告知患者黄体酮缓释凝胶的给药器是通过轻柔的挤压，将适量的凝胶释放出来。使用后会有一小部分凝胶残留在给药器中，这很常见，患者其实已经接受了准确的设定剂量。如果患者在应该给药的日子忘记使用黄体酮缓释凝胶，那么在第 2 天开始继续按原计划用药。不要用双倍剂量来弥补忘记给药的那次药量，放松心情即可。

4. 使用黄体酮阴道凝胶出现药渣，感到恐惧

● 第一步：找到压力来源
◇ 使用黄体酮阴道凝胶出现药渣。

● 第二步：识别情绪/行为反应
◇ 紧张、担心、害怕。

● 第三步：找到认知偏差或情绪来源
◇ 担心药渣会影响疗效。

● 第四步：改变认知/行为
◇ 患者"担心药渣会影响疗效"这种认知是有偏差

的，应提前做好健康宣教，详细介绍使用黄体酮缓释凝胶的注意事项，并对患者进行适当的行为指导。

◇ 告知患者阴道分泌物中可能会出现白色的微小球状物，常称为"蓄积"，这种现象很常见。也有患者可能出现明显的蓄积物，但很少见。凝胶的蓄积并非药物不吸收，蓄积物通常是凝胶的黏附物质和阴道正常分泌物的混合物。这种蓄积物可由医生或者患者自己清除。经验表明，早晨给药可以减少明显的凝胶蓄积，正常活动有利于凝胶在阴道黏膜的涂布，促进蓄积物排出体外。因此，如果出现药渣，患者无需过度担心。

5. 担心卵巢过度刺激综合征问题

● 第一步：找到压力来源
◇ 出现卵巢过度刺激综合征。

● 第二步：识别情绪/行为反应
◇ 紧张、焦虑。

● 第三步：找到认知偏差或情绪来源
◇ 过度刺激影响结局。

● 第四步：改变认知/行为
◇ 患者由于缺乏正确的体外受精-胚胎移植（IVF-

ET）知识，对过度刺激产生紧张焦虑很常见，需要理解并表达共情，但认为"过度刺激影响结局"这种认知是有偏差的。

◇ 要通过正确的教育引导和科学的解释纠正患者的认知偏差：卵巢过度刺激综合征患者一般会出现恶心、胸闷、腹胀，严重的可出现腹水、胸腔积液等情况，一般多发生在取卵或胚胎移植后。如果患者在取卵后出现以上症状，应当听从医生建议，将胚胎全部冷冻保存，待身体无异常后，经医生衡量各项指标有利于怀孕后再进行胚胎移植；如果卵巢过度刺激综合征发生在胚胎移植后，一般患者可能会加剧过度刺激，这时候应到生殖中心密切观察，如果没有怀孕则会慢慢自动减退至痊愈。当然，不同人的病发程度和恢复程度不同，如果发生卵巢过度刺激，请及时联系主治医生。

::::::::::::::::::::: **案例一** :::::::::::::::::::::

❈ **基本信息**

李某，女，32岁，因原发不孕，输卵管因素，接受体外受精-胚胎移植（IVF-ET）治疗，行胚胎移植术后，使用阴道黄体酮凝胶进行黄体支持。患者认为使用的阴道黄体酮凝胶后活动会有东西流出，担心使用剂量不够，想更换成黄体酮肌内注射。

❈ **心理问题分析**

在黄体支持过程中，患者担心在胚胎移植后阴道给药黄体酮能否吸收，尽管护士给予宣教，患者内心焦虑。

患者多是卧床，担心下床后引起胚胎滑落。

使用黄体酮阴道缓释凝胶后不敢进行日常活动；使用黄体酮阴道凝胶出现药渣，感到恐惧。

❈ **护士任务**

通过与患者的沟通，了解患者担心的问题，详细讲解阴道黄体酮凝胶使用方法和注意事项，告知患者使用该药物后体位改变有药渣排出属于正常现象，不必过分担心。告知患者阴道用黄体酮凝胶使用方法简单易行，减少了使用黄体酮肌内注射带来的痛苦，通过沟通消除患者顾虑。

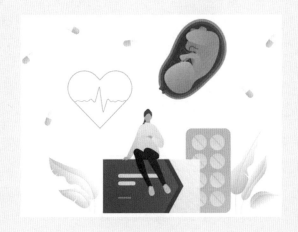

❋ 基本信息

　　郭某，女，41 岁，因继发不孕，输卵管因素行体外受精-胚胎移植（IVF-ET）治疗，既往在外院多次胚胎移植失败史，本次胚胎移植后 14 天，测血 HCG 856mIU/ml，晨起使用黄体酮凝胶后有少量淡粉色分泌物，因曾多次胚胎移植后周期失败，现在是首次成功，担心胚胎发育出现问题，精神紧张不敢下床活动，担心出血增多。

❋ 心理问题分析

　　黄体支持用药时过度担心，精神紧张，出血时紧张感加重，不敢正常活动。

　　多次失败后，信心受到严重打击，胚胎移植成功后反复咨询注意事项，胚胎移植后出现血性分泌物，过度担心，过度焦虑。

❋ 护士任务

　　通过与患者沟通了解患者目前出血情况及有无其他不适症状，如患者无阴道出血及无其他不适症状，安慰患者不要过分担心，适当利用看书、看电视等分散注意力，不要把全部精力都集中在此问题上，如有出血及其他不适，需及时就近医院就诊。

黄体支持环节

等待验孕问题

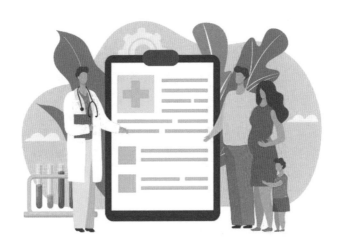

1. 出现早孕出血，害怕失败，神经紧张

- 第一步：找到压力来源
  ◇ 早孕出血。
  ◇ 出现先兆流产症状。
- 第二步：识别情绪/行为反应
  ◇ 紧张、焦虑、恐惧。

● 第三步：找到认知偏差或情绪来源

　◇ 早孕出血会导致治疗失败。

● 第四步：改变认知/行为

　◇ 患者在不知情的情况下，早孕出血产生负面情绪很常见，需要理解并表达共情，但认为"早孕出血会导致治疗失败"这种认知是有偏差的。

　◇ 患者出现这种认知偏差往往是缺乏体外受精-胚胎移植（IVF-ET）知识造成的，需要通过科学宣教让患者接受现实，积极配合治疗：孕早期出血是孕期很常见的一个生理现象，千万不要因为一些"自以为的观点"给自身带来更大的心理压力。

　◇ 若早孕出血症状只是轻微先兆流产，建议患者通过自身调理来恢复，尽量减少活动，多注意休息，禁止性生活，尽量避免不必要的阴道检查，给予适当的心理辅导以舒缓孕妇紧张的精神状态。出血停止后，患者不能立即恢复以前的生活方式或参加工作，应该至少休息 2 个月巩固身体状况，以确保胎儿的安全。

　◇ 若早孕出血症状为先兆流产症状，应及时地遵医嘱给予黄体酮缓释凝胶等保胎药实施治疗，从而降低早期流产风险。

2. **家人比较着急，在家反复验孕，过度在意是否成功**

● 第一步：找到压力来源
　◇ 过度在意是否成功怀孕。
　◇ 有可能出现假阳性或假阴性结果。

● 第二步：识别情绪／行为反应
　◇ 紧张、焦虑、害怕、在家不停验孕。

● 第三步：找到认知偏差或情绪来源
　◇ 在家不停验孕，担心不能成功怀孕。

● 第四步：改变认知／行为
　◇ 患者期望怀上宝宝，在家验孕的心情需要理解并表达共情，但不建议"在家不停验孕"的行为。
　◇ 患者出现这种错误行为是缺乏体外受精-胚胎移植（IVF-ET）知识造成的，需要通过科学宣教让患者积极配合治疗：在家尿检的敏感度不如血检高，所以有可能会有假阴性或假阳性反应，导致错误判断。最好不要在家里自己提前检测，检测结果有可能和实际情况存在偏差。
　◇ 如果出现假阴性结果，患者自行停止黄体支持，可能会导致流产；同样，如果出现假阳性结果，患者的情绪也会有很大波动，这样大喜大悲对怀孕的精神影响也很大。所以一定要严格按照医生的要求定时来医院检查，因为这关系到后面的治疗方案。

◇ 此外，还要对患者家属进行教育，以免给患者带来更大的心理压力。

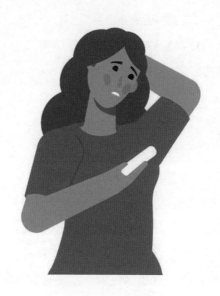

3. **验孕等待期间反复测验孕棒**

● 第一步：找到压力来源
◇ 出现阴道流血症状。

● 第二步：识别情绪/行为反应
◇ 紧张、焦虑、害怕、反复测验孕棒。

黄体支持环节

● 第三步: 找到认知偏差或情绪来源

   ◇ 反复测验孕棒担心不成功。

● 第四步: 改变认知/行为

   ◇ 患者期望怀上宝宝, 在家验孕的心情需要理解并表达共情, 但不建议"验孕等待期间反复测验孕棒"的行为。

   ◇ 患者出现这种认知偏差往往是缺乏体外受精-胚胎移植 (IVF-ET) 知识造成的, 需要通过科学宣教让患者接受现实, 积极配合治疗。

━━━━━━━━━━━━━━━━ 案 例 ━━━━━━━━━━━━━━━━

❋ 基本信息

孙某，女，36岁，因男方因素导致原发不孕，进行体外受精-胚胎移植（IVF-ET）治疗，胚胎移植后5天开始反复在家使用早孕验孕棒，胚胎移植14天查血HCG阳性，怀孕，现胚胎移植后25天，因持续少量阴道出血，色暗红，反复要求医生为其检测孕酮水平。

❋ 心理问题分析

担心孕酮水平低导致胚胎停育/先兆流产。

通过反复测试孕酮水平得到心理安慰。

❋ 护士任务

对患者进行心理干预及疏导，通过与患者交谈，表示理解患者期望怀上宝宝的急切心情，对其反复在家验孕理解并表达共情，但不建议"验孕等待期间反复测验孕棒"及怀孕后要求反复测试孕酮的行为。通过科学宣教讲解让患者接受现实，积极配合医生治疗，反复测试只会增加心理负担，同时对患者家属进行宣教，使患者能够得到家人的支持，减轻心理负担。

黄体支持环节

79櫃